CONTRIBUTION

A L'HISTOIRE ANATOMIQUE

DES

TUMEURS DE LA THYROÏDE

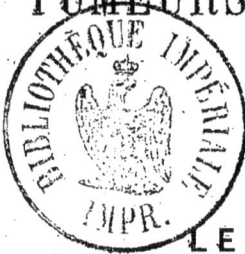

PAR

LE Dr CHRISTOT

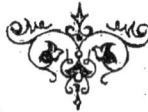

LYON

IMPRIMERIE D'AIMÉ VINGTRINIER

RUE BELLE-CORDIÈRE, 14

1866

CONTRIBUTION

A L'HISTOIRE ANATOMIQUE DES

TUMEURS DE LA THYROIDE

La tumeur qui fait l'objet de cette note a été recueillie dans le service de la clinique chirurgicale, sur une malade très-âgée, qui a succombé à une affection étrangère à celle qui nous occupe. Quoique de date très-ancienne, quoique d'un volume considérable, elle n'a pas occasionné de troubles fonctionnels importants. Aussi me bornerai-je à présenter ici son histoire anatomique, qui me paraît intéressante à plus d'un titre.

A. *Caractères macroscopiques.*

Bien que très-volumineuse, cette masse pathologique reproduit fidèlement la *forme* de la glande à l'état normal. Elle se compose de deux lobes latéraux de très-grandes dimensions et d'un lobe médian plus petit, moins nettement délimité que les deux précédents, auxquels il sert de trait d'union.

Poids exact, 750 grammes.

Grande circonférence, 0,36 centimètres.

Diamètre vertical, pris au niveau du lobe droit, 0,15 centimètres; au niveau du lobe gauche, 0,12 centimètres, et 0,09 centimètres seulement au niveau du lobe moyen.

Diamètre transversal, au point le plus large de la masse, 0,17 centimètres.

En avant, la tumeur est bien faiblement bridée par les muscles sterno-hyoïdiens et sterno-thyroïdiens, pâles, étiolés, membraniformes, se déchirant sous la moindre traction. De chaque côté elle a refoulé les sterno-mastoïdiens, avec lesquels elle a contracté des adhérences celluleuses peu résistantes (1).

(1) Le grand âge de la malade, son état de profonde débilité nous paraissent, par les modifications apportées au système musculaire, pouvoir rendre compte, en partie du moins, du peu de gêne fonctionnelle occasionnée par la tumeur. Les sterno-mastoïdiens, ayant perdu leur tonicité et étant le siége d'une véritable atrophie sénile, ne pouvant par conséquent réagir contre la force qui les repoussait en dehors, devenaient incapables d'une compression quelque peu énergique. Quant aux sterno-hyoïdiens, et aux sterno-thyroïdiens, ils avaient plus ou moins complétement subi la transformation graisseuse. Cette transformation tenait sans doute en grande partie à l'inactivité imposée à ces organes par une tension permanente et toujours progressive. mais à coup sûr elle avait dû être singulièrement

Sa face antérieure, irrégulière, mamelonnée, présente un très-grand nombre d'éminences arrondies, molles, fluctuantes, à coloration jaunâtre ou hématique, qui correspondent à autant de kystes, de volume variable, dont la paroi irrégulièrement amincie laisse aisément deviner quelques-uns des caractères physiques du contenu.

Sa face postérieure est plus aplatie que la précédente, bien qu'elle présente cependant une notable quantité d'éminences identiques à celles que nous venons de décrire, mais qui sont loin de former des saillies lobulées aussi considérables. Sur la partie médiane de cette face, suivant son diamètre vertical, se trouve creusée une gouttière profonde dans laquelle se logent la trachée et une partie du larynx en avant et en arrière l'œsophage. Les rapports du canal

facilitée par les conditions générales. Enfin, l'aponévrose cervicale elle-même ne pouvait guère plus opposer une barrière à l'accroissement de la masse pathologique et faire naître par là des symptômes physiologiques plus ou moins graves. Ses trois feuillets, qui, avec les muscles trachéliens, séparent la thyroïde des fascias sous-cutanés, étaient réduits à des lamelles celluleuses très-incomplètes, manquant même absolument sur la ligne médiane. Au reste, bien que ces particularités anatomo-pathologiques aient leur importance et que j'aie cru devoir insister, je dois dire que je ne les envisage que comme secondaires au point de vue de la conservation et de l'intégrité de la respiration et de la déglutition, qui me semblent avoir été surtout sauvegardées par une disposition particulière de la tumeur, dont il est question à propos de la description de sa face postérieure.

aérien avec le canal alimentaire ne sont pas sensiblement modifiés, seulement, au lieu de correspondre à peu près directement d'avant en arrière à la trachée, l'œsophage à son origine est déjeté à gauche et en dehors, comme pour occuper moins d'espace. Il correspond donc à la trachée suivant une ligne oblique de gauche à droite et d'arrière en avant. Ils sont fixés l'un et l'autre à la tumeur par des liens celluleux peu résistants.

La tumeur est revêtue d'une *enveloppe conjonctive* qui l'isole assez nettement des parties voisines, tout en contractant avec elles des adhérences multipliées. L'épaisseur de cette enveloppe générale n'est pas uniforme : en arrière elle est plus grande qu'en avant, encore varie-t-elle d'un point à un autre, car les kystes glandulaires l'ont soulevée, amincie et réduite parfois à une minceur extrême. De la face profonde de cette capsule conjonctive, partent des prolongements qui se ramifient dans l'épaisseur de la masse charnue, divisent ses trois lobes principaux en lobes secondaires, et ces derniers en lobules de dimensions très-variables. — Quelques-uns de ces lobes secondaires ont des diamètres considérables : en avant s'en trouvent deux de la grosseur d'une pomme ordinaire. Ils font à ce niveau une saillie exagérée, ont considérablement aminci l'enveloppe générale et se laissent énucléer sans difficulté, après déchirure préalable de cette dernière.

Lobes et lobules reconnaissent *pour éléments constitutifs des kystes* bien différents par leur volume, leur contenant, leur contenu et leur structure intime.

a. Les plus volumineux de ces kystes ont jusqu'à 6 centimètres dans leur plus grand diamètre. Leur paroi est épaisse, fibreuse, résistante, lisse à sa partie interne, qui limite tantôt un contenu colloïde assez consistant, qui ne s'échappe pas à la coupe, tantôt un contenu ayant moins de cohésion, s'échappant en gelée tremblotante à l'incision et présentant une coloration hématique, et enfin le plus souvent un contenu très-fluide, fortement teinté en rouge brun et offrant alors, en grand nombre, des reflets chatoyants.

b. Ces kystes (je parle surtout de ceux à contenu colloïde) ne sont pas simples. Quand on les examine attentivement, soit à l'œil nu, soit surtout à l'aide d'un instrument grossissant, on les voit composés pour la plupart d'une série de kystes beaucoup plus petits, dont quelques-uns ne sont même appréciables qu'avec d'assez forts grossissements, dont les autres atteignent le volume d'une grosse tête d'épingle et même d'un pois de forte dimension. La paroi de ces kystes secondaires est très-mince, hyaline, incomplète sur un grand nombre de points, de sorte qu'il y a communication directe d'une poche avec ses voisines. Ces kystes n'ont pas les contours réguliers des grands kystes qu'ils constituent : ils sont anguleux, polyédriques ; quelquefois même aplatis, et plus ou moins déformés par pression réciproque. Avec quelque ménagement, on parvient à les isoler sous forme d'une masse plus ou moins régulière, diaphane, à contours pâles. Quelques-unes de ces petites loges ont conservé une forme nettement sphérique et rappellent alors, si ce n'est par la coloration, les vésicules de de Graaf hypertrophiées.

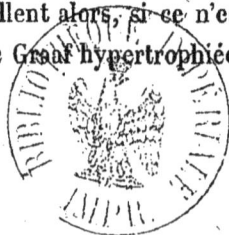

c. Sur beaucoup de points les parois kystiques sont incrustées de *productions calcaires*. Ces dernières siégent surtout sur les kystes à grande dimension. Tantôt elles ont une disposition lamelliforme et constituent dans certaines poches un véritable revêtement calcaire, qui ne peut mieux être comparé, pour la disposition seulement, qu'au vernis épithélial des kystes. A la partie moyenne du lobe médian se trouve un lobe glandulaire, de la grosseur d'une noix, dont l'enveloppe a subi une pétrification complète. Cette enveloppe mesure jusqu'à huit millimètres d'épaisseur. De sa partie interne partent des cloisons également calcaires, qui limitent un certain nombre de vacuoles remplies d'un liquide analogue au sirop de gomme pour la consistance et la couleur. Ce lobe ainsi pétrifié représente un véritable kyste calcaire à loges multiples.

Cette tumeur est alimentée par une quantité considérable de gros vaisseaux artériels dont les plus volumineux (thyroïdiennes inférieures) ont au moins les dimensions de l'humérale au niveau de sa bifurcation. Ces artères se dichotomisent dans la capsule conjonctive et dans les prolongements interlobaires et interlobulaires qui en partent. La finesse de leurs ramifications ne permet pas de les suivre très-loin sans le secours d'un instrument grossissant. Les veines sont nombreuses, à paroi résistante, ne s'affaissant pas à la coupe. Sur quelques points elles présentent des alternatives de rétrécissements et de dilatations, une véritable disposition moniliforme que je ne sache pas avoir été signalée dans ce genre de tumeur.

B. *Caractères microscopiques.*

a. La capsule de la tumeur est constituée par des fais-
ceaux conjonctifs peu denses, aplatis et irréguliers, pâlis,
gonflés et rendus transparents par l'eau acétique. Ondulés,
rectilignes, libres ou s'anastomosant ensemble, ils s'entre-
croisent sous les angles les plus divers et renferment, soit
dans leur propre épaisseur, soit dans leurs interstices, une
notable quantité de noyaux et de corps fusiformes fibro-
plastiques. Ces derniers éléments sont même très-abondants
sur certains points, mais nulle part autant que dans les
cloisons interlobaires et interlobulaires, dont les dimensions
dépassent souvent de beaucoup celles de l'enveloppe générale. Quelques fibres élastiques très-fines, des granulations
amorphes et graisseuses complètent la structure de cette
partie de la tumeur.

b. La portion kystique du néoplasme, formée par *l'hy-
pertrophie et par l'hypergénèse* des vésicules glandulaires,
est d'une étude histologique fort complexe, qui comprend
une multitude de détails importants, que nous allons
exposer aussi méthodiquement que possible, soit pour en
faire ressortir l'enchaînement synthétique, soit surtout
pour n'en point omettre.

1° Quelques-uns des grands kystes que nous étudiions
tout à l'heure n'ont nulle part une paroi indépendante de
la trame conjonctive. C'est cette dernière qui, plus con-
densée, se charge de leur servir de membrane délimi-

tante. Les kystes ne sont bien manifestement que des poches lobulaires, dans l'intérieur desquelles les vésicules thyroïdiennes ont, en se développant progressivement, constitué de petits kystes secondaires, dont les parois amincies et détruites par pression réciproque laissent des solutions de continuité qui permettent aux loges de faciles communications entre elles. Les parois de ces kystes secondaires sont formées par une trame de nature conjonctive extrêmement friable et peu cohérente. Cette trame n'a pas de disposition fasciculée ; les fibrilles qui la composent ont des dimensions à peine appréciables sous le champ du microscope et ne présentent entre elles aucun agencement anatomique bien déterminé. Une quantité considérable de matière amorphe les accompagne. Un riche réseau de très-fins capillaires circule dans leur épaisseur. La face interne de ces parois offre par place un revêtement épithélial à cellules très-pâles, régulièrement polygonales, atteignant jusqu'à 0,01^{mm}. La plupart sont pourvues d'un noyau arrondi elliptique dont la réfringence tranche nettement sur le contenu décoloré. Quelques-unes sont polynucléées ; la majorité ne renferme qu'un seul noyau ; il en est enfin, en petit nombre, qui n'en contiennent pas. Sur certains points le vernis épithélial ne se présente pas sous l'aspect d'une couche uniforme de cellules. Sans qu'il y ait une véritable stratification, on rencontre plusieurs couches irrégulières d'éléments cellulaires, qui font procidence dans l'intérieur du kyste. Ces couches ne sont unies entre elles que très-imparfaitement, et souvent la pression la plus légère exercée sur la préparation microscopique suffit pour les désunir complètement.

2° Toutefois, un grand nombre de vésicules glandulaires ont conservé leur autonomie histologique. Elles constituent alors des kystes uni-loculaires, dont les dimensions changent beaucoup, comme on a pu en juger par la description que nous en avons faite plus haut. Leur paroi est assez nettement isolée de la trame conjonctive qui les confine. Tantôt ils sont réunis en nombre plus ou moins considérable, sous la même enveloppe lobulaire, tantôt le même lobule n'en renferme que trois, que deux et quelquefois même qu'un seul. Il est évident, dans ces derniers cas, que quelques vésicules glandulaires privilégiées ont, en se développant outre mesure, comprimé leurs voisines, qui ont fini par disparaître complètement. Ces kystes offrent une surface interne lisse, sur laquelle on découvre une couche épithéliale très-incomplète, dont les éléments ne diffèrent pas de ceux que nous décrivions tout à l'heure.

3° Bon nombre de kystes ont leurs parois encroûtées de productions calcaires; sur plusieurs, à disposition uni-loculaire, le dépôt des corpuscules calciques s'est fait uniformément sur la face interne, où ils constituent des tablettes d'une très-faible épaisseur qu'on peut avec quelque précaution isoler des tissus sous-jacents et qui sont parfois assez minces pour laisser passer les rayons lumineux, de sorte qu'elles peuvent servir à l'examen microscopique sans polissage préalable. Ces lamelles m'ont paru complètement inorganisées et composées seulement de granulations calcaires très-fines ne renfermant entre elles aucun élément

anatomique. Traitées par l'acide chlorhydrique, elles pro-
duisaient un dégagement de gaz relativement très-abon-
dant.

Mais ce mode assez singulier de calcification n'est pas le
seul que la tumeur nous présente à étudier. Nous savons
déjà que sur plusieurs points les kystes présentent de
véritables parois pierreuses, et ici la structure et la texture
ont un intérêt tout particulier. Ainsi, dans le kyste pierreux
de la partie antérieure de la tumeur, la paroi est presque
exclusivement constituée par des éléments cartilagineux
très-irrégulièrement encroûtés de granulations calcaires
et rappelant sur quelques points la période initiale de
l'ossification normale. Les éléments cartilagineux se présentent sous l'aspect de grandes cavités arrondies ou
elliptiques, à contenu granuleux, au milieu duquel se
trouvent le plus souvent trois ou quatre cellules avec ou
sans noyau. Les dépôts calcaires se sont faits de préférence
sur la paroi du chondroplaste et dans les intervalles que
laissent entre eux les éléments.

Dans les cloisons interlobaires et interlobulaires, on
observe également des agrégats calciques, disposés parfois sans rapport bien déterminé avec les éléments de la
trame conjonctive, cependant le plus souvent sur le trajet
des vaisseaux et surtout dans les parois de ces organes. En
quelques endroits, les corpuscules calcaires se sont uniformément déposés autour des éléments fibro-plastiques dont
le stroma est pourvu dans certains points en grande abondance, mais nulle part je n'ai rencontré d'ostéoplastes nettement formés, ayant entre eux l'agencement anatomique

si régulier qu'ils présentent dans le système osseux, et qui est toujours si caractéristique sous le champ du microscope.

4° *Le contenu des kystes* n'est pas la partie la moins intéressante de cette étude. Il varie notablement de composition intime, suivant qu'on l'étudie dans les kystes gélatineux et colloïdes, ou bien dans les kystes séreux et hématiques.

a. Le liquide renfermé dans ces derniers présente : 1° Une grande quantité d'hématies déformées, décolorées, à bords denticulés, à contenu granuleux. Sur quelquesunes, ses granulations sont même assez régulièrement agglomérées pour simuler un noyau. 2° Quelques amas amorphes d'hématine, qu'on rencontre de préférence sur la face des kystes. 3° De grandes cellules pigmentées avec des noyaux volumineux, nucléolés pour la plupart. Beaucoup de ces noyaux sont libres dans l'intérieur du liquide. 4° Une quantité considérable de plaques de cholestérine. 5° Des cellules granulées, sur lesquelles je désire plus spécialement appeler l'attention. Ces cellules ont une forme sphérique, allongée ou elliptique. Sur beaucoup, cette forme est loin d'être aussi géométrique, et dans les planches que j'ai soumises à la Société des sciences médicales, j'en ai dessiné de plus ou moins irrégulièrement bosselées, d'autres qui offraient des appendices ampullaires, et quelques-unes qui présentaient une forme de raquette très-accusée. Elles ont une paroi foncée, régulière, quelquefois à deux contours bien marqués. La paroi limite un contenu composé de globules à bords plissés et chagrinés, d'une coloration variant du jaune d'or au rouge brun très-foncé. Ces globules renferment de fines granulations transparentes et quelques granulations pigmentaires.

D'après ces caractères, aussi bien que d'après la comparaison qu'on peut faire entre ces globules intra-cellulaires et ceux qui nagent librement dans le liquide kystique, leur nature ne peut rester indécise. Ce sont des hématies à différentes périodes de transformation, agrégées les unes aux autres et réunies par une membrane enveloppante. Sur quelques cellules j'ai pu compter jusqu'à 30 et 35 globules ; sur quelques autres la membrane était encore incomplète. Enfin, sur plusieurs, j'ai constaté la disposition suivante : Le contenu, au lieu d'être uniformément composé d'hématies altérées, avait à son centre une seconde cellule remplie, comme la cellule-mère, d'hématies à différentes périodes de régression. Une cellule plus petite était donc incluse dans une cellule plus grande (1).

(1) Malgré ces légères différences de forme, je crois devoir rattacher ces éléments à la classe de ces cellules granulées, que Ecker et Kolliker ont découvertes dans la pulpe splénique, que d'autres anatomistes ont retrouvées dans toutes les glandes vasculaires sanguines et jusque dans la glande pituitaire, qui est considérée comme telle par MM. Luys et Liégeois. Ces cellules granulées ou à globules sanguins ont beaucoup occupé l'esprit des micrographes et en partie celui des micrographes allemands. Gerlach, Schaffner et Funke pensent qu'elles jouent un rôle important dans la formation des globules sanguins ; au contraire Kolliker, Gray et Ecker sont d'un avis diamétralement opposé et croient que ces éléments se rattachent à la destruction de ces mêmes

b. Le contenu colloïde des kystes, diffère du précédent par la prédominance des éléments épithéliaux et par une quantité relativement très-faible d'éléments sanguins. Il présente en outre, et en grande abondance, des granulations amorphes, incomplètement solubles dans l'acide acétique. C'est à ces derniers éléments que le contenu doit surtout son aspect colloïde. On y trouve enfin des cellules granulées en petit nombre et des sympexions très-pâles, à contours polygonaux irréguliers, sous forme d'amas parfois considérables.

c. Indépendamment de ces kystes développés aux dépens de la partie préexistante de la glande, on trouve dans presque toute l'épaisseur du stroma fibroïde, mais plus spécialement cependant à sa partie périphérique, des îlots irréguliers de vésicules glandulaires, qui, pour la plupart, ont des dimensions qui ne dépassent pas celles de l'état nor-

globules et à la formation du pigment. Bien que cette dernière hypothèse ne repose sur aucune base certaine, elle est cependant aujourd'hui plus généralement acceptée que la première. Ce qu'il y a de certain, c'est que ces cellules ne sont pas l'apanage exclusif des glandes vasculaires sanguines. Hasse les a rencontrées dans des foyers sanguins. Letheby les a trouvées dans le sang menstruel, retenu dans le vagin par la membrane hymen imperforée. J'en ai moi-même vu, et des mieux caractérisées, dans un liquide fortement hématique provenant d'un kyste de l'ovaire. Au reste, Kolliker paraît avoir modifié sa manière de voir, et aujourd'hui il n'est pas éloigné de croire que l'existence de ces cellules est liée à un état pathologique.

mal et qui souvent même ne les atteignent pas. Ces éléments ont peu de régularité dans leurs contours ; ici ils
sont fortement pressés les uns contre les autres, là, au
contraire, ils sont réunis en très-petit nombre sur un seul
point, où ils ont pu se développer plus librement, quelquefois même ils sont tout à fait isolés. Le contenu de ces vésicules, qui, selon toute probabilité, sont de formation nou-
velle, est constitué par un épithélium à cellules polygonales,
de $0,^m004$ à $0,^m006$ de diamètre, qui forment un pavé très-
régulier sur les coupes soumises à l'exploration microscopique.

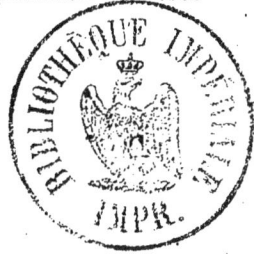

Lyon —Typ. Vingtrinier.

www.ingramcontent.com/pod-product-compliance
Lightning Source LLC
Chambersburg PA
CBHW050444210326
41520CB00019B/6060